92 Recetas de Comidas y Jugos Para Solucionar La Acidez:

Prevenga La Acidez Mediante Fuentes Naturales de Comida

Por

Joe Correa CSN

DERECHOS DE AUTOR

© 2017 Live Stronger Faster Inc.

Todos los derechos reservados

Esta publicación está diseñada para proveer información precisa y autoritaria respecto al tema en cuestión. Es vendido con el entendimiento de que ni el autor ni el editor están envueltos en brindar consejo médico. Si éste fuese necesario, consultar con un doctor. Este libro es considerado una guía y no debería ser utilizado en ninguna forma perjudicial para su salud. Consulte con un médico antes de iniciar este plan nutricional para asegurarse que sea correcto para usted.

RECONOCIMIENTOS

Este libro está dedicado a mis amigos y familiares que han tenido una leve o grave enfermedad, para que puedan encontrar una solución y hacer los cambios necesarios en su vida.

92 Recetas de Comidas y Jugos Para Solucionar La Acidez:

Prevenga La Acidez Mediante Fuentes Naturales de Comida

Por

Joe Correa CSN

CONTENIDOS

ACERCA DEL AUTOR

Luego de años de investigación, honestamente creo en los efectos positivos que una nutrición apropiada puede tener en el cuerpo y la mente. Mi conocimiento y experiencia me han ayudado a vivir más saludablemente a lo largo de los años y los cuales he compartido con familia y amigos. Cuanto más sepa acerca de comer y beber saludable, más pronto querrá cambiar su vida y sus hábitos alimenticios.

La nutrición es una parte clave en el proceso de estar saludable y vivir más, así que empiece ahora. El primer paso es el más importante y el más significativo.

INTRODUCCIÓN

92 Recetas de Comidas y Jugos Para Solucionar La Acidez: Prevenga La Acidez Mediante Fuentes Naturales de Comida

Por Joe Correa CSN

Este libro solucionara sus problemas de acidez de forma efectiva. Es basada en estas recetas de comidas y jugos sorprendentemente deliciosas que fueron seleccionadas cuidadosamente para facilitar la digestión y prevenir que los contenidos gástricos retornen al esófago.

La acidez es el sentimiento molesto de quemazón en el abdomen. Usualmente se acompaña con dolor de garganta, un olor desagradable y dolor abdominal.

Esta condición molesta es el retorno de contenidos gástricos del estómago hacia el esófago y boca. Es el principal síntoma del reflujo gastroesofágico. La decisión de tomar este libro y hacer algo por su problema de acidez es probablemente lo mejor que podría haber hecho. La acidez es el resultado de una dieta pobre, grandes cantidades de grasa, comidas pesadas y picantes, drogas variadas, alcohol y cigarrillos.

Las personas que sufren de acidez y aquellos que desean evitarla, deben escoger una cena liviana. Los médicos y nutricionistas concuerdan en que una cena elegida cuidadosamente es la mejor forma de prevenir la acidez. Este libro ofrece muchas recetas deliciosas que usted puede utilizar para fácilmente reemplazar sus comidas usuales. Asegúrese de probarlas a todas.

Esta colección de recetas le ayudara a resolver su problema de acidez rápidamente con comidas sabrosas y fáciles de preparar.

92 RECETAS DE COMIDAS Y JUGOS PARA SOLUCIONAR LA ACIDEZ: PREVENGA LA ACIDEZ MEDIANTE FUENTES NATURALES DE COMIDA

COMIDAS

1. Arroz Basmati con Zanahoria

Ingredientes:

2 tazas de arroz basmati, pre cocido

1 zanahoria grande, rallada

3 cucharadas de perejil fresco, picado fino

2 cucharadas de vinagre balsámico

2 cucharadas de jugo de limón recién exprimido

½ cucharadita de Sal Himalaya rosa

¼ cucharadita de copos de pimienta roja

Preparación:

En un tazón pequeño, combinar el perejil, vinagre, jugo de limón, sal y pimienta roja. Mezclar y dejar a un lado.

En una cacerola mediana, poner el arroz basmati y 6 tazas de agua. Hervir y reducir el fuego al mínimo. Tapar y cocinar por 15 minutos. Revolver con un tenedor y remover del fuego.

Poner el arroz en un tazón grande y añadir la zanahoria rallada. Revolver y rociar con el aderezo. Sacudir para combinar y servir inmediatamente.

Información nutricional por porción: Kcal: 466, Proteínas: 9.2g, Carbohidratos: 98g, Grasas: 1.1g

2.   Calabacín Grillado con Aderezo de Limón

Ingredientes:

1 calabacín grande, en rodajas

1 taza de verdes de ensalada, en trozos

2 cucharadas de jugo de limón recién exprimido

1 cucharada de vinagre de sidra de manzana

1 cucharada de aceite de oliva extra virgen

1 cucharadita de sal

¼ cucharadita de pimienta negra molida

Preparación:

En un tazón pequeño, combinar el jugo de limón, vinagre, aceite, sal y pimienta. Revolver y dejar a un lado.

Lavar los verdes de ensalada bajo agua fría. Colar y llevar a una olla de agua hirviendo. Cocinar por 2 minutos y remover del fuego. Colar y dejar reposar.

Precalentar el grill a fuego medio/alto. Lavar el calabacín y cortar en rodajas finas. Frotar con la marinada y grillar por 3-4 minutos de cada lado.

Combinar el calabacín con los verdes de ensalada en un plato, y rociar con el aderezo de limón. Servir inmediatamente.

Información nutricional por porción: Kcal: 466, Proteínas: 9.2g, Carbohidratos: 98g, Grasas: 1.1g

3.   Avena con Cerezas

Ingredientes:

1 taza de copos de avena

1 taza de leche de coco

4 onzas de cerezas frescas, sin carozo y por la mitad

1 banana mediana, sin piel y en trozos

1 cucharada de semillas de linaza

1 cucharada de miel

1 taza de agua

Preparación:

Verter el agua en una olla mediana. Hervir y añadir la avena. Cocinar por 2 minutos, revolviendo constantemente. Remover del fuego y dejar reposar por 10 minutos.

Lavar las cerezas y cortarlas por la mitad.

Combinar la avena, leche, cerezas, banana y miel en un tazón grande. Revolver y rociar con semillas de linaza. Servir inmediatamente.

Información nutricional por porción: Kcal: 399, Proteínas: 6.4g, Carbohidratos: 48.9g, Grasas: 21.7g

4. Bacalao con Espárragos

Ingredientes:

1 libra de filetes de bacalao

1 taza de espárragos fresco, recortado

1 cucharada de aceite de oliva

2 cucharadas de jugo de limón recién exprimido

1 cucharada de perejil, en trozos pequeños

2 dientes de ajo, aplastados

1 cucharadita de sal

¼ cucharadita de pimienta negra molida

Preparación:

En un tazón pequeño, combinar el aceite, jugo de limón, perejil, ajo, sal y pimienta. Revolver bien y dejar a un lado.

Lavar los espárragos y remover las puntas. Cortar en trozos del tamaño de un bocado y llevar a una olla profunda. Añadir 2 tazas de agua y rociar con una pizca de sal. Cocinar por 10 minutos y remover del fuego. Colar y dejar a un lado.

Precalentar el grill a medio/alto. Cepillar los filetes y grillar por 3-5 minutos de cada lado. Añadir más marinada mientras se cocina.

Servir los filetes con los espárragos y rociar con más marinada.

Información nutricional por porción: Kcal: 214, Proteínas: 35.8g, Carbohidratos: 2.8g, Grasas: 6.1g

5.   Estofado de Ternera y Frijoles

Ingredientes:

1 libra de ternera magra, en trozos del tamaño de un bocado

1 taza de frijoles verdes, en trozos

1 cebolla pequeña, en trozos

1 taza de tomates, en cubos

1 taza de batatas, en trozos

2 cucharadas de aceite de oliva

1 cucharadita de pimienta cayena

½ cucharadita de orégano seco, molido

1 cucharadita de sal

¼ cucharadita de pimienta roja, molida

Preparación:

Lavar la carne bajo agua fría y secar con papel de cocina. Cortar en trozos del tamaño de un bocado y dejar a un lado.

Precalentar el aceite en una olla profunda a fuego medio/alto, añadir los trozos de carne y rociar con sal. Cocinar por 10 minutos, revolviendo ocasionalmente.

Agregar los vegetales trozados. Verter 4 tazas de agua y hervir. Rociar con pimienta cayena, orégano, sal y pimienta roja. Puede añadir harina para espesar. Cuando hierva, reducir el fuego y tapar. Cocinar por 30 minutos, hasta que los vegetales ablanden.

Remover del fuego y servir caliente.

Información nutricional por porción: Kcal: 262, Proteínas: 23.5g, Carbohidratos: 13.4g, Grasas: 12.7g

6.   Magdalenas con Sésamo

Ingredientes:

1 taza de harina de maíz

1 taza de harina de trigo

1 cucharadita de bicarbonato de sodio

1 cucharadita de polvo de hornear

1 cucharada de semillas de sésamo

¼ cucharadita de sal

½ taza de salsa de manzana

3 cucharadas de miel

1 taza de leche descremada

Preparación:

Precalentar el horno a 375 grados.

En un tazón mediano, combinar la leche y semillas de sésamo. Dejar reposar por 10 minutos.

En un tazón grande, combinar la harina de trigo, bicarbonato de sodio, polvo de hornear, sal y harina de maíz. Revolver hasta que esté combinado y verter la salsa de manzana y miel. Batir con una batidora de mano y añadir la mezcla de semillas de sésamo.

Poner pilotines en moldes de magdalenas y verter la masa en ellos. Llevar al horno por 15-20 minutos. Remover y dejar enfriar.

Información nutricional por porción: Kcal: 206, Proteínas: 5.8g, Carbohidratos: 43.4g, Grasas: 2.1g

7.   Estofado de Frijoles y Garbanzos

Ingredientes:

1 taza de porotos, remojados por la noche

1 taza de guisantes verdes

1 taza de caldo de carne

2 tazas de agua

2 cucharadas de harina común

1 cucharadita de pimienta cayena, molida

1 cebolla grande, en rodajas

2 dientes de ajo, aplastados

½ cucharadita de comino, molido

1 cucharadita de sal

½ cucharadita de pimienta negra molida

1 cucharadita de aceite de oliva

Preparación:

Remojar los garbanzos por la noche. Colar y lavar bien.

Poner en una olla profunda con los guisantes verdes. Hervir y cocinar por 15 minutos. Remover del fuego y colar bien. Dejar a un lado.

Precalentar el aceite en una olla grande a fuego medio/alto. Añadir el ajo y cebolla y freír por 3-4 minutos. Verter el caldo y agua junto con los garbanzos y frijoles. Hervir y reducir el fuego al mínimo. Sazonar con comino, pimienta cayena, sal y pimienta. Tapar y cocinar por 40 minutos. Añadir la harina y cocinar 2 minutos más.

Remover del fuego y revolver bien.

Información nutricional por porción: Kcal: 159, Proteínas: 9.7g, Carbohidratos: 27.3g, Grasas: 1.6g

8.   Lentejas con Champiñones

Ingredientes:

1 taza de lentejas, remojadas por la noche

1 taza de champiñones, en trozos

1 cebolla pequeña, en trozos

2 dientes de ajo, aplastados

¼ taza de apio, en rodajas

2 cucharadas de perejil fresco, picado fino

2 cucharadas de aceite de oliva

3 tazas de caldo de pollo

1 taza de agua

Preparación:

Remojar las lentejas por la noche. Lavarlas y colarlas bajo agua fría. Transferir a una olla profunda y añadir el caldo de pollo y champiñones. Hervir y cocinar por 10 minutos. Reducir el fuego al mínimo y continuar cocinando 15 minutos más.

Mientras tanto, precalentar el aceite en una sartén mediana a fuego medio/alto. Añadir las cebollas y apio. Cocinar por 3-4 minutos y transferir a la olla.

Agregar agua y cocinar 15 minutos. Remover del fuego y rociar con perejil antes de servir.

Información nutricional por porción: Kcal: 182, Proteínas: 11.3g, Carbohidratos: 21.7g, Grasas: 5.8g

9. Batido de Verdes de Ensalada y Tomate

Ingredientes:

1 taza de verdes de ensalada, en trozos

1 taza de tomates, en trozos

1 taza de agua

1 limón grande, pelado

½ cucharadita de orégano seco, molido

¼ cucharadita de cúrcuma, molida

Preparación:

Lavar los verdes de ensalada y colarlos. Trozarlos con las manos y llevar a una procesadora.

Lavar dos tomates medianos y poner en un tazón. Cortar en trozos pequeños y reservar el jugo. Verter a la procesadora.

Pelar el limón y cortarlo longitudinalmente por la mitad. Añadirlo a la procesadora, junto con el orégano, cúrcuma y agua. Procesar hasta que esté suave.

Transferir a vasos y añadir cubos de hielo antes de servir.

Información nutricional por porción: Kcal: 77, Proteínas: 5.6g, Carbohidratos: 13.7g, Grasas: 10.5g

10. Filetes de Trucha Crujientes

Ingredientes:

1 libra de filetes de trucha

1 cucharada de aceite de oliva

1 cucharada de Mostaza de Dijon

1 taza de maicena

2 huevos grandes

1 cucharadita de sal

½ cucharadita de pimienta negra molida

2 cucharadas de jugo de limón recién exprimido

Preparación:

Lavar los filetes bajo agua fría y secar con papel cocina.

Precalentar el grill a temperatura media/alta.

En un tazón grande, combinar la maicena, mostaza, sal y pimienta.

Romper los huevos en una fuente de hornear grande.

Remojar los filetes en el huevo y luego en la mezcla de maicena.

Grillar los filetes por 3-5 minutos de cada lado, hasta que doren. Rociar justo antes de sacarlos del fuego.

Servir inmediatamente.

Información nutricional por porción: Kcal: 408, Proteínas: 33.7g, Carbohidratos: 29.9g, Grasas: 15.8g

11. Pechuga de Pavo en Salsa Dulce

Ingredientes:

1 libra de pechugas de pavo, en trozos del tamaño de un bocado

1 cucharadita de tomillo seco, molido

2 cucharadas de aceite de oliva

¼ cucharadita de comino, molido

3 cucharadas de miel líquida

½ cucharadita de sal

¼ cucharadita de pimienta negra molida

Preparación:

Lavar la carne bajo agua fría y secar con papel de cocina. Cortar en trozos del tamaño de un bocado y dejar a un lado.

En un tazón pequeño, combinar el aceite, tomillo, comino, miel líquida, sal y pimienta. Revolver hasta que se incorpore bien y dejar reposar por 10 minutos.

Precalentar el aceite en una sartén grande a fuego medio/alto. Añadir la carne y cocinar por 6-7 minutos.

Verter la salsa preparada y revolver bien para combinar. Cocinar 2 minutos más.

Remover del fuego y servir con vegetales frescas.

Información nutricional por porción: Kcal: 303, Proteínas: 25.9g, Carbohidratos: 24.1g, Grasas: 11.9g

12. Ensalada de Col Rizada y Remolacha

Ingredientes:

1 taza de col rizada fresca, en trozos

1 taza de remolacha, recortada y en trozos

1 manzana grande, sin centro y en trozos

4 cucharadas de jugo de naranja recién exprimido

2 cucharadas de jugo de limón recién exprimido

1 cucharadita de vinagre de sidra de manzana

1 cucharadita de sal

¼ cucharadita de pimienta cayena, molida

Preparación:

En un tazón pequeño, combinar el jugo de naranja, jugo de limón, vinagre de sidra de manzana, sal y pimienta cayena. Dejar reposar por 10 minutos.

Lavar la col rizada, colar y trozar con las manos.

Lavar la remolacha y remover las partes verdes. Cortar en piezas del tamaño de un bocado y dejar a un lado.

Lavar la manzana y remover el centro. Cortar en trozos del tamaño de un bocado.

En un tazón grande, combinar la col, remolacha y manzana. Rociar con la marinada hecha previamente y refrigerar por 10-15 minutos antes de servir.

Información nutricional por porción: Kcal: 131, Proteínas: 3.1g, Carbohidratos: 31.1g, Grasas: 0.6g

13.   Pollo Estofado con Vegetales

Ingredientes:

1 libra de pechugas de pollo, sin piel ni hueso

1 pimiento amarillo grande, sin semillas y en trozos

1 pimiento verde grande, sin semillas y en trozos

3 dientes de ajo, picados

1 taza de tomates, en cubos

1 cucharadita de tomillo seco, molido

1 cucharada de aceite de oliva

1 cucharadita de sal

¼ cucharadita de copos de pimienta roja

3 tazas de agua

Preparación:

Lavar la carne bajo agua fría y secar con papel de cocina. Cortar en trozos del tamaño de un bocado y dejar a un lado.

Lavar los pimientos y cortarlos por la mitad. Remover las semillas y trozar. Dejar a un lado.

Precalentar el aceite en una olla profunda a fuego medio/alto. Añadir la carne y cocinar por 3-5 minutos, o hasta que dore. Añadir los tomates y agua. Hervir y reducir el fuego al mínimo. Cocinar por 30 minutos y rociar con tomillo, sal y pimienta.

Remover del fuego y servir.

Información nutricional por porción: Kcal: 277, Proteínas: 34g, Carbohidratos: 7.2g, Grasas: 12.2g

14. Gachas de Fruta

Ingredientes:

1 taza de frutillas frescas, en trozos

2 bananas grandes, sin piel y en trozos

3 cucharadas de nueces, en trozos

¼ cucharadita de canela

½ taza de leche de coco

1 cucharadita de extracto de vainilla

Preparación:

Lavar las frutillas bajo agua fría. Colar y trozar. Llevar a un tazón grande y dejar a un lado.

Pelar las bananas y cortarlas en rodajas finas. Añadirlas a la procesadora y pulsar. Transferir al tazón y agregar la leche de coco, canela y extracto de vainilla. Cubrir con nueces y refrigerar por 15 minutos antes de servir.

Información nutricional por porción: Kcal: 241, Proteínas: 4.1g, Carbohidratos: 27.7g, Grasas: 14.6g

15.   Quínoa con Zanahorias y Tomates

Ingredientes:

1 taza de quínoa

1 zanahoria grande, en rodajas

2 tomates pequeños, en trozos

1 cebolla pequeña, en rodajas

1 cucharadita de sal

1 cucharada de aceite de oliva

2 cucharadas de jugo de limón recién exprimido

1 cucharadita de vinagre de sidra de manzana

½ cucharadita de pimienta negra molida

Preparación:

En un tazón pequeño, combinar el jugo de limón, vinagre de sidra, sal y pimienta. Revolver y dejar a un lado.

Poner la quínoa en una olla profunda. Añadir 2 tazas de agua y hervir. Reducir el fuego al mínimo y tapar. Cocinar por 15 minutos y remover del fuego. Colar y dejar a un lado.

En un tazón de ensalada grande, combinar los tomates, cebolla y quínoa. Rociar con el aderezo y sacudir para cubrir los ingredientes.

Servir inmediatamente.

Información nutricional por porción: Kcal: 282, Proteínas: 9.1g, Carbohidratos: 43.7g, Grasas: 8.3g

16.   Ensalada de Iceberg y Naranja

Ingredientes:

2 naranjas grandes, sin piel

1 taza de Lechuga Iceberg, en trozos

1 manzana Granny Smith grande, sin centro y en trozos

2 onzas de arándanos agrios secos

3 cucharadas de jugo de limón recién exprimido

1 cucharada de miel líquida

¼ cucharadita de copos de pimienta roja

Preparación:

En un tazón pequeño, combinar el jugo de limón y miel. Revolver y dejar a un lado.

Lavar la lechuga y trozarla. Poner en un tazón de ensalada grande y dejar a un lado.

Lavar la manzana y cortarla por la mitad. Remover el centro y trozar en piezas pequeñas. Añadirla al tazón de ensalada.

Pelar las naranjas y dividirla en gajos. Cortar cada gajo por la mitad y añadirlo al tazón. Agregar los arándanos y rociar con el aderezo. Sacudir para combinar y refrigerar 30 minutos antes de servir.

Información nutricional por porción: Kcal: 135, Proteínas: 1.6g, Carbohidratos: 33.1g, Grasas: 0.5g

17.   Alitas de Pollo a la Leche

Ingredientes:

2 libras de alitas de pollo

2 cucharadas de aceite de oliva

1 cucharada de harina común

1 cucharadita de pimienta cayena, molida

1 cucharadita de orégano seco, molido

3 cucharadas de jugo de limón recién exprimido

½ taza de leche

½ taza de agua

1 cucharadita de mostaza amarilla

1 cucharadita de sal

¼ cucharadita de pimienta negra molida

Preparación:

Lavar las alitas bajo agua fría y secar con papel de cocina. Dejar a un lado.

En un tazón pequeño, combinar la leche, agua, mostaza, sal, pimienta, jugo de limón y orégano. Mezclar bien hasta que esté bien incorporado. Dejar a un lado.

Precalentar el aceite en una sartén grande a fuego medio/alto. Cocinar por 3-5 minutos. Verter la salsa y reducir el fuego al mínimo. Cocinar por 10 minutos y remover.

Servir caliente.

Información nutricional por porción: Kcal: 416, Proteínas: 53.6g, Carbohidratos: 3.1g, Grasas: 19.8g

18. Carne y Champiñones en Salsa de Tomate

Ingredientes:

1 libra de carne magra, en trozos del tamaño de un bocado

½ taza de champiñones, en trozos

1 taza de tomates, en trozos

2 cucharadas de aceite de oliva

1 cucharada de perejil fresco, picado fino

2 dientes de ajo, aplastados

1 cebolla morada pequeña, en rodajas

1 cucharadita de sal

¼ cucharadita de pimienta negra molida

Preparación:

Lavar la carne bajo agua fría y secar con papel de cocina. Cortar en trozos del tamaño de un bocado y deja a un lado.

Combinar los tomates, ajo, perejil, cebolla, sal y pimienta en una licuadora. Procesar bien y dejar a un lado.

Precalentar el aceite en una sartén grande a fuego medio/alto. Añadir la carne y cocinar por 3 minutos. Luego agregar los champiñones. Cocinar por otros 3 minutos, revolviendo ocasionalmente.

Verter el puré de tomate y revolver bien. Añadir ½ taza de agua para ajustar el espesor. Cocinar por 5-7 minutos.

Remover del fuego y servir caliente.

Información nutricional por porción: Kcal: 387, Proteínas: 47.2g, Carbohidratos: 5.8g, Grasas: 19g

19.   Atún Grillado y Calabacín

Ingredientes:

1 libra de filetes de atún, sin piel ni hueso

1 calabacín grande, sin piel y en cubos

2 cucharadas de aceite de oliva

2 cucharadas de jugo de limón recién exprimido

1 cucharada de vinagre de sidra de manzana

1 cucharadita de sal

1 cucharadita de romero seco, molido

¼ cucharadita de pimienta negra molida

Preparación:

Lavar los filetes bajo agua fría y secar con papel de cocina. Dejar a un lado.

Pelar el calabacín y cortarlo en rodajas. Dejar a un lado.

En un tazón pequeño, combinar el aceite, jugo de limón, vinagre, sal, romero y pimienta. Dejar a un lado.

Precalentar el grill a fuego medio/alto. Cepillar los filetes y calabacín con la marinada. Grillar la carne por 4 minutos de cada lado, y los calabacines por 3 minutos de cada lado.

Remover del grill y añadir más marinada antes de servir.

Información nutricional por porción: Kcal: 286, Proteínas: 35g, Carbohidratos: 3.2g, Grasas: 14.4g

20. Sopa de Brócoli

Ingredientes:

1 libra de brócoli fresco, en trozos

2 tazas de caldo de pollo

1 taza de leche descremada

1 cucharada de manteca

1 cucharadita de pimienta cayena, molida

1 cucharada de perejil fresco, picado fino

1 cucharadita de sal

¼ cucharadita de pimienta negra molida

Preparación:

Lavar el brócoli bajo agua fría. Colar y trozar. Dejar a un lado.

Poner el brócoli, caldo de pollo y agua en una cacerola profunda. Hervir y reducir el fuego al mínimo. Cocinar por 10 minutos.

Mientras tanto, derretir la manteca en una sartén a fuego medio/alto. Añadir la pimienta cayena y harina. Cocinar 1 minuto más. Remover del fuego y verter en la cacerola. Cocinar otros 3 minutos.

Remover del fuego y servir caliente.

Información nutricional por porción: Kcal: 72, Proteínas: 5.2g, Carbohidratos: 7.6g, Grasas: 2.7g

21.   Omelette de Cebolla y Perejil

Ingredientes:

5 huevos grandes, batidos

1 cucharada de perejil fresco, picado fino

1 cebolla pequeña, en rodajas

1 cucharada de aceite de oliva

½ cucharadita de sal

¼ cucharadita de pimienta cayena, molida

Preparación:

En un tazón grande, batir los huevos, perejil, sal y pimienta cayena. Dejar a un lado.

Precalentar el aceite en una sartén grande a fuego medio/alto. Añadir las cebollas y freír por 3-4 minutos. Moverlas hacia un lado de la sartén.

Verter la mezcla de huevos y cocinar por 3 minutos, y luego rotar el Omelette. Cocinar por 2 minutos más y doblarlo.

Remover del fuego y servir inmediatamente.

Información nutricional por porción: Kcal: 254, Proteínas: 16.2g, Carbohidratos: 4.5g, Grasas: 19.5g

22. Batido de Durazno y Frutilla

Ingredientes:

1 taza de frutillas, en trozos

1 durazno grande, sin carozo y en trozos

1 banana grande, en rodajas

1 taza de leche descremada

1 cucharada de semillas de chía

Preparación:

Lavar las frutillas bajo agua fría. Colar y trozar en piezas pequeñas. Añadirlas a una procesadora.

Lavar el durazno y cortarlo por la mitad. Remover el carozo y trozarlo. Añadirlo a la procesadora junto con la leche y banana. Procesar hasta que esté cremoso. Transferir a vasos y refrigerar por 15 minutos. Decorar con menta antes de servir.

Información nutricional por porción: Kcal: 157, Proteínas: 6.1g, Carbohidratos: 26.2g, Grasas: 3.6g

23.   Mejillones en Salsa de Tomate

Ingredientes:

1 libra de mejillones, sin concha

1 cebolla mediana, en trozos

1 taza de tomates, en cubos

2 cucharadas de pasta de tomate

2 cucharadas de perejil fresco, picado fino

1 cucharadita de orégano seco, molido

2 dientes de ajo, picados

1 cucharadita de sal marina

¼ cucharadita de pimienta negra molida

2 cucharadas de aceite de oliva

Preparación:

Precalentar el aceite en una sartén grande a fuego medio/alto. Añadir las cebollas y ajo y cocinar por 3 minutos. Agregar los mejillones, tomate y pasta de tomate, junto con ½ taza de agua. Revolver y hervir. Reducir el fuego al mínimo.

Cocinar por 10 minutos y añadir el perejil, orégano, sal y pimienta. Cocinar 2 minutos más.

Remover del fuego y servir inmediatamente.

Información nutricional por porción: Kcal: 188, Proteínas: 14.8g, Carbohidratos: 11g, Grasas: 9.8g

24.　Lubina con Ensalada Fresca

Ingredientes:

1 libra de filetes de lubina

1 taza de Lechuga Romana

1 tomate mediano

1 cebolla pequeña, en trozos

2 dientes de ajo, aplastados

2 cucharadas de jugo de limón recién exprimido

1 cucharadita de vinagre de sidra de manzana

2 cucharadas de aceite de oliva

1 cucharada de romero fresco, en trozos pequeños

1 cucharadita de sal marina

¼ cucharadita de pimienta negra molida

Preparación:

Lavar los filetes bajo agua fría y secar con papel de cocina. Cortar en rodajas finas y dejar a un lado.

En un tazón pequeño, combinar el jugo de limón, vinagre, romero, sal y pimienta. Revolver y dejar reposar.

Precalentar el aceite en una sartén grande a fuego medio/alto. Añadir el ajo y cebolla y revolver por 2 minutos. Agregar los filetes y cocinar por 3-4 minutos de cada lado. Remover del fuego y transferir a un plato.

Lavar la lechuga y trozarla. Lavar los tomates y trozarlos. Combinar con la lechuga y rociar con el aderezo hecho previamente.

Servir los filetes con la ensalada.

Información nutricional por porción: Kcal: 297, Proteínas: 36.7g, Carbohidratos: 6g, Grasas: 13.6g

25.   Pollo en Salsa Cremosa de Tomate

Ingredientes:

1 libra de pechugas de pollo, sin piel ni hueso

1 cucharada de jugo de limón recién exprimido

1 cebolla morada pequeña, en rodajas

2 dientes de ajo, aplastados

1 cucharada de aceite de oliva

¼ taza de queso crema

1 tomate grande, en cubos

1 cucharadita de orégano seco, molido

1 cucharadita de sal marina

¼ cucharadita de pimienta negra molida

Preparación:

Lavar la carne bajo agua fría y secar con papel de cocina. Dejar a un lado.

Combinar el tomate, queso crema, ajo, tomate seco, sal marina y pimienta en una procesadora. Pulsar hasta que esté cremoso y dejar a un lado.

Precalentar el aceite en una sartén grande a fuego medio/alto. Añadir las cebollas y freír 3 minutos. Agregar la carne y cocinar 5 minutos más.

Verter la salsa preparada previamente y cocinar hasta que se caliente. Reducir el fuego y cocinar por 2 minutos más. Remover del fuego y servir.

Información nutricional por porción: Kcal: 316, Proteínas: 34.7g, Carbohidratos: 4.7g, Grasas: 17.2g

26.　Brotes de Bruselas con Cebollas

Ingredientes:

1 libra de brotes de Bruselas frescos, en trozos

2 cebollas grandes, en rodajas

2 dientes de ajo, aplastados

2 cucharadas de aceite de oliva

1 cucharadita de sal

¼ cucharadita de pimienta negra molida

1 cucharada de harina común

1 cucharadita de pimienta cayena

1 cucharada de pasta de tomate

¼ cucharadita de romero seco, molido

Preparación:

Lavar los brotes de Bruselas bajo agua fría y remover las capas externas. Trozar y dejar a un lado.

En un tazón pequeño, combinar la pasta de tomate, romero, harina y 2 cucharadas de agua. Revolver y dejar a un lado.

Precalentar el aceite en una sartén grande a fuego medio/alto. Añadir las cebollas y freír por 4-5 minutos. Agregar los brotes de Bruselas y ½ taza de agua. Hervir y cocinar por 5 minutos, hasta que el agua evapore. Añadir la pasta de tomate y reducir el fuego al mínimo. Cocinar 4 minutos más y remover del fuego.

Servir caliente.

Información nutricional por porción: Kcal: 143, Proteínas: 4.5g, Carbohidratos: 17.7g, Grasas: 7.6g

27. Caballa con Puré de Palta

Ingredientes:

1 libra de filetes de caballa

1 palta mediana, sin carozo y en trozos

1 cebolla pequeña, en trozos

1 tomate mediano, en trozos

2 dientes de ajo, aplastados

1 cucharadita de orégano seco, molido

1 cucharada de jugo de limón recién exprimido

1 cucharada de aceite de oliva

1 cucharadita de sal

¼ cucharadita de pimienta negra recién molida

Preparación:

Lavar los filetes bajo agua fría y secar con papel de cocina. Dejar a un lado.

En una procesadora, combinar la palta, cebolla, tomate, ajo, orégano, sal y pimienta. Pulsar y dejar a un lado.

Precalentar el aceite en una sartén antiadherente grande a fuego medio/alto. Añadir los filetes y cocinar por 3 minutos de cada lado.

Remover del fuego y rociar con jugo de limón. Servir con el puré de palta.

Información nutricional por porción: Kcal: 447, Proteínas: 28.6g, Carbohidratos: 8.1g Grasas: 33.7g

28.   Batido Cremoso de Naranja

Ingredientes:

2 naranjas grandes, sin piel y en gajos

1 y en gajos

½ cucharadita de cúrcuma, molida

½ taza de crema agria

2 cucharadas de leche descremada

¼ cucharadita de canela, molida

1 cucharada de menta fresca, en trozos

Preparación:

Lavar las zanahorias y remover las partes verdes. Cortar en rodajas. Pelar las naranjas y separar en gajos.

Combinar la naranja, zanahoria, leche y crema agria en una procesadora. Pulsar hasta que esté cremoso. Transferir a vasos y añadir la cúrcuma y canela. Decorar con menta y refrigerar por 15 minutos antes de servir.

Información nutricional por porción: Kcal: 154, Proteínas: 3g, Carbohidratos: 19.1g Grasas: 8.2g

29.   Cazuela de Carne y Papa

Ingredientes:

1 libra de carne molida magra

1 taza de frijoles verdes

1 papa grande, sin piel y en rodajas

1 cebolla mediana

2 cucharadas de harina de trigo

2 cucharadas de perejil fresco, picado fino

1 cucharadita de sal

¼ cucharadita de pimienta roja, molida

1 cucharada de aceite de oliva

Preparación:

Precalentar el horno a 375°.

Poner los frijoles en una olla de agua hirviendo y cocinar por 5 minutos. Remover del fuego y colar bien. Dejar a un lado.

Pelar la papa y cortar en rodajas finas. Poner en una olla profunda y añadir 3 tazas de agua. Hervir y cocinar por 10 minutos. Remover del fuego y colar bien. Dejar enfriar.

Mientras tanto, combinar la carne molida, harina, frijoles verdes, perejil, sal y pimienta en un tazón grande.

Engrasar una cazuela grande con aceite. Esparcir las papas en el fondo. Cubrir con la carne y esparcir bien. Hornear por 45-50 minutos.

Remover del horno y dejar enfriar antes de cortar y servir.

Información nutricional por porción: Kcal: 277, Proteínas: 30.1g, Carbohidratos: 19.2g Grasas: 8.7g

30.   Damascos en Crema de Coco

Ingredientes:

4 damascos medianos

1 banana grande, en rodajas

3 cucharadas de leche de coco

1 cucharada de miel

1 cucharadita de extracto de vainilla

½ taza de crema agria

1 cucharada de jugo de naranja recién exprimido

Preparación:

Lavar los damascos y cortarlos por la mitad. Remover los carozos y trozarlos. Dejar a un lado.

Pelar la banana y cortarla en rodajas finas.

Verter la leche de coco en una cacerola pequeña. Calentar a fuego medio y añadir la miel. Reducir el fuego al mínimo y agregar el extracto de vainilla, revolviendo constantemente. Cocinar por 1 minuto y añadir la crema agria. Revolver y cocinar hasta que esté cremoso. Remover del fuego y agregar jugo de naranja.

Combinar los damascos y banana en un tazón y verter la crema. Sacudir bien para cubrir los ingredientes. Dejar reposar y refrigerar por 30 minutos antes de servir.

Información nutricional por porción: Kcal: 310, Proteínas: 4.1g, Carbohidratos: 36.7g Grasas: 18.1g

31. Filetes de Atún con Arándanos Agrios

Ingredientes:

1 libra de filetes de atún

1 taza de arándanos agrios

3 cucharadas de leche descremada

1 cucharada de miel

2 cucharadas de aceite de oliva

1 cucharada de vinagre de sidra de manzana

1 cucharadita de tomillo seco, molido

2 cucharadas de jugo de limón recién exprimido

1 cucharadita sal marina

¼ cucharadita de pimienta negra recién molida

Preparación:

En una cacerola pequeña, calentar la leche, miel y arándanos agrios a fuego medio/alto. Cocinar hasta que caliente y la mezcla esté cremosa.

Remover del fuego y dejar a un lado.

Precalentar el aceite en una sartén grande a fuego medio/alto. Añadir los filetes y cocinar por 3 minutos de un lado. Rotar, añadir vinagre y jugo de limón, y cocinar 3 minutos más.

Remover del fuego y rociar con tomillo, sal y pimienta al gusto. Servir con la salsa de arándanos agrios.

Información nutricional por porción: Kcal: 410, Proteínas: 45.9g, Carbohidratos: 10.4g Grasas: 18.9g

32. Sopa Crema de Espárragos

Ingredientes:

1 libra de espárragos, recortados y en trozos

1 taza de leche descremada

1 taza de caldo de pollo

2 cucharadas de harina común

1 cucharadita de orégano seco, molido

1 cucharadita de sal

¼ cucharadita de pimienta negra molida

Preparación:

Lavar los espárragos y remover las ramas. Trozar y llevar a una cacerola grande. Verter la leche y cocinar hasta que caliente. Añadir el caldo de pollo, hervir y reducir el fuego al mínimo.

Agregar la harina, orégano, sal y pimienta. Cocinar por 5 minutos más.

Remover del fuego y servir caliente.

Información nutricional por porción: Kcal: 56, Proteínas: 4.9g, Carbohidratos: 8.8g Grasas: 0.4g

33. Omelette Primavera de Cebolla y Tomate

Ingredientes:

5 huevos grandes, batidos

1 tomate pequeño en trozos

½ taza de cebollas de verdeo, en trozos

1 cucharada de perejil fresco, picado fino

¼ cucharadita de copos de pimienta roja

1 cucharadita de Sal Himalaya rosa

1 cucharada de aceite de oliva

Preparación:

En un tazón grande, batir los huevos, perejil, pimienta roja y sal. Dejar a un lado.

Precalentar el aceite en una sartén grande a fuego medio/alto. Añadir las cebollas de verdeo y cocinar por 1 minuto. Agregar los tomates y cocinar 1 minuto más.

Verter la mezcla de huevo y esparcir bien en la sartén. Cocinar por 3 minutos, rotar y cocinar 1 minuto más.

Remover del fuego y doblar el Omelette. Servir inmediatamente.

Información nutricional por porción: Kcal: 256, Proteínas: 16.7g, Carbohidratos: 4.8g Grasas: 19.6g

34.   Avena con Chía y Canela

Ingredientes:

2 tazas de leche descremada

1 taza de copos de avena

1 cucharada de semillas de chía

2 claras de huevo grandes

1 cucharada de miel

1 cucharadita de canela, molida

Preparación:

Verter la leche en una cacerola profunda. Hervir y reducir el fuego al mínimo.

Añadir los copos, claras de huevo y canela. Revolver bien hasta que se incorpore y cocinar por 5-7 minutos. Remover del fuego y añadir las semillas de chía. Dejar enfriar antes de servir.

Información nutricional por porción: Kcal: 208, Proteínas: 11.9g, Carbohidratos: 34g Grasas: 2.7g

35. Paté de Salmón y Pimiento

Ingredientes:

1 libra de filetes de salmón

1 pimiento rojo mediano, sin semillas y en trozos

1 cebolla pequeña, en trozos

1 cucharada de mostaza amarilla

1 cucharadita de vinagre balsámico

1 cucharadita de romero seco, molido

1 cucharadita de sal marina

¼ cucharadita de pimienta negra recién molida

1 cucharada de jugo de limón recién exprimido

1 cucharada de aceite de oliva

Preparación:

Lavar los filetes bajo agua fría y secar con papel de cocina. Cortar en trozos del tamaño de un bocado y dejar a un lado.

Precalentar el aceite en una sartén grande a fuego medio/alto. Añadir las cebollas y freír por 3 minutos.

Agregar los trozos de atún y cocinar por 6-8 minutos, revolviendo constantemente. Rociar con sal y revolver. Remover del fuego y transferir a una procesadora. Pulsar hasta que esté cremoso.

Transferir a un tazón y servir inmediatamente.

Información nutricional por porción: Kcal: 269, Proteínas: 30.3g, Carbohidratos: 6g Grasas: 14.4g

36. Magdalenas de Col Rizada

Ingredientes:

¼ taza de col rizada fresca, en trozos pequeños

2 tazas de harina de trigo

1 cucharadita de polvo de hornear

1 taza de leche descremada

2 huevos grandes

4 cucharadas de queso crema

1 cucharada de aceite vegetal

Preparación:

Precalentar el horno a 300°.

Lavar la col bajo agua fría, colar y trozar.

En un tazón grande, combinar la harina y polvo de hornear. Revolver bien y dejar a un lado.

En otro tazón, combinar la leche, huevos, crema y aceite vegetal. Batir con una batidora manual y verter la mezcla en la harina. Mezclar a velocidad baja hasta obtener una masa suave.

Poner pilotines en moldes de magdalenas. Verter la mezcla y llevar al horno. Cocinar por 20-25 minutos, o hasta que doren. Remover y dejar enfriar.

Información nutricional por porción: Kcal: 441, Proteínas: 18.2g, Carbohidratos: 62.5g Grasas: 15.8g

37.   Pollo Cremoso a la Cebolla

Ingredientes:

1 libra de pechugas de pollo, sin piel ni hueso

1 cebolla grande, en rodajas

1 cucharada de aceite de oliva

2 dientes de ajo, aplastados

2 cucharadas crema agria

2 cucharadas de perejil fresco, picado fino

1 cucharadita de sal

¼ cucharadita de pimienta negra molida

Preparación:

Lavar las pechugas de pollo bajo agua fría y secar con papel de cocina. Cortar en piezas de 1 pulgada y dejar a un lado.

En un tazón pequeño, combinar la crema agria, perejil, ajo, sal y pimienta. Revolver y dejar a un lado.

Precalentar el aceite en una sartén grande a fuego medio/alto. Añadir las cebollas y freír por 3-4 minutos, hasta que trasluzcan. Agregar los trozos de pollo y continuar cocinando por 10 minutos. Verter la salsa y revolver bien.

Cocinar 2 minutos más y remover del fuego. Dejar reposar antes de servir.

Información nutricional por porción: Kcal: 369, Proteínas: 44.8g, Carbohidratos: 6g Grasas: 17.6g

38. Ensalada de Frijoles Blancos

Ingredientes:

1 taza de frijoles blancos, pre cocidos

1 taza Lechuga Iceberg, en trozos

1 tomate mediano, en trozos

1 pimiento amarillo mediano, en trozos

1 cebolla morada pequeña, en trozos

2 cucharadas de jugo de limón recién exprimido

1 cucharadita de vinagre balsámico

1 cucharada de perejil fresco, picado fino

2 cucharadas de aceite de oliva

2 dientes de ajo, picados

1 cucharadita de sal

¼ cucharadita de copos de pimienta roja

Preparación:

En un tazón pequeño, combinar el jugo de limón, vinagre,

perejil, aceite de oliva, ajo, sal y pimienta. Revolver bien y dejar reposar 15 minutos.

Remojar los frijoles por la noche. Colar y lavar bien. Llevar a una olla profunda y añadir 3 tazas de agua. Hervir y cocinar por 10 minutos, hasta que ablanden. Remover del fuego y colar. Dejar a un lado.

Lavar y preparar los vegetales. Cortar el pimiento por la mitad y remover las semillas. Trozar en piezas pequeñas.

En un tazón de ensalada grande, combinar el tomate, pimiento y cebolla. Revolver y añadir los frijoles. Rociar con el aderezo y mezclar.

Hacer una capa con lechuga en un plato. Verter la ensalada encima y servir inmediatamente.

Información nutricional por porción: Kcal: 352, Proteínas: 16.9g, Carbohidratos: 50.5g Grasas: 10.7g

39. Pavo con Salsa de Jengibre

Ingredientes:

1 libra de filetes de pavo

1 cucharada de aceite de oliva

1 cucharada de perejil fresco, picado fino

1 cebolla pequeña, picada fina

1 raíz de jengibre, 1 pulgada de espesor

2 dientes de ajo, aplastados

1 cucharadita de vinagre de sidra de manzana

1 cucharada de jugo de limón recién exprimido

1 cucharadita de sal

¼ cucharadita de pimienta negra

Preparación:

Pelar la raíz de jengibre y llevar a una procesadora junto con la cebolla, ajo, vinagre y jugo de limón. Procesar hasta que esté cremoso. Dejar a un lado.

Precalentar el aceite en una sartén grande a fuego medio/alto. Añadir los trozos de pavo y cocinar por 8-10 minutos. Rociar con perejil, sal y pimienta al gusto. Revolver una vez y remover del fuego.

Servir con la salsa de jengibre.

Información nutricional por porción: Kcal: 318, Proteínas: 44.9g, Carbohidratos: 4.4g Grasas: 12.4g

40. Batido Salado de Tomate y Remolacha

Ingredientes:

1 tomate grande, en trozos

1 pepino pequeño, en trozos

1 remolacha mediana, recortada y en trozos

1 taza de Yogurt griego

½ cucharadita de sal

½ cucharadita de vinagre de sidra de manzana

¼ cucharadita de pimienta roja, molida

Preparación:

Lavar el tomate y llevar a un tazón. Cortar en trozos del tamaño de un bocado y reservar el jugo. Transferir todo a una procesadora.

Lavar el pepino y cortar en rodajas finas. Añadirlo a la procesadora.

Lavar la remolacha y recortar las partes verdes. Trozar y agregar a la procesadora, junto con el yogurt, sal, vinagre y pimienta.

Procesar hasta que esté suave y cremoso. Transferir a vasos y refrigerar 10 minutos antes de servir.

Información nutricional por porción: Kcal: 81, Proteínas: 7.8g, Carbohidratos: 10.1g Grasas: 1.5g

41.   Chuletas con Arroz Basmati

Ingredientes:

1 libra de chuletas de ternera, sin hueso

1 taza de basmati rice

3 tazas de agua

2 dientes de ajo, aplastados

2 cucharadas de jugo de limón recién exprimido

1 cucharadita de cúrcuma, molida

1 cucharadita de tomillo seco, molido

1 cucharada de aceite de oliva

1 cucharadita de sal

¼ cucharadita de pimienta negra recién molida

Preparación:

Lavar la carne bajo agua fría y secar con papel cocina. Cortar en rodajas finas y dejar a un lado.

Verter el agua en una olla profunda. Hervir a fuego medio/alto, añadir el arroz y cocinar por 10 minutos.

Reducir el fuego al mínimo y agregar la cúrcuma. Revolver para combinar y cocinar 4-5 minutos más. Remover del fuego y tapar. Dejar a un lado.

Precalentar el grill a fuego medio/alto.

Mientras tanto, combinar el aceite, ajo, tomillo y jugo de limón en un tazón pequeño. Mezclar bien y cepillar la carne con esta marinada. Grillar por 4-5 minutos de cada lado. Transferir a platos y rociar con la marinada restante.

Servir con el arroz.

Información nutricional por porción: Kcal: 267, Proteínas: 21.5g, Carbohidratos: 21.8g Grasas: 9.6g

42. Arroz Negro con Vegetales al Vapor

Ingredientes:

1 taza de arroz negro, sin cocinar

8 onzas coliflor fresca

2 zanahorias medianas, en rodajas

1 raíz de apio mediana, en rodajas

1 cucharadita de sal Himalaya rosa

½ cucharadita de pimienta negra recién molida

2 cucharadas de aceite de coco

1 cucharada de apio fresco, picado fino

Preparación:

Poner una taza de arroz negro en una olla profunda. Añadir 3 tazas de agua y hervir. Reducir el fuego y continuar cocinando hasta que el líquido evapore. Remover del fuego y dejar a un lado.

Mientras tanto, hervir los vegetales y cocinar hasta que estén blandos. Remover del fuego y colar.

Derretir el aceite de coco a fuego medio/alto. Añadir el arroz cocido, sal, pimienta, y freír por 3-4 minutos. Mezclar bien y servir con los vegetales, decorado con apio caliente.

Información nutricional por porción: Kcal: 399 Proteínas: 10g, Carbohidratos: 84.8g, Grasas: 2.7g

JUGOS

1.   Jugo de Espinaca y Pepino

Ingredientes:

1 taza de espinaca fresca, en trozos

1 taza de pepino, en rodajas

1 taza de col rizada fresca, en trozos

1 taza de Acelga, en trozos

¼ cucharadita de jengibre, molido

1 onza de agua

Preparación:

Combinar la espinaca, col rizada y acelga en un colador grande. Lavar bajo agua fría y colar. Trozar y dejar a un lado.

Lavar el pepino y cortarlo en rodajas finas. Rellenar un vaso medidor y reservar el resto en la nevera.

Combinar la espinaca, col rizada, acelga y pepino en una juguera, y pulsar. Transferir a un vaso y añadir el jengibre y agua.

Refrigerar 10 minutos antes de servir.

Información nutricional por porción: Kcal: 63, Proteínas: 9.9g, Carbohidratos: 16.7g, Grasas: 1.6g

2. Jugo de Sandía y Remolacha

Ingredientes:

1 taza de sandía, en cubos

1 remolacha entera, en trozos

1 manzana Granny Smith pequeña, sin centro

Preparación:

Cortar la parte superior de la sandía. Cortar por la mitad y sacar un gajo grande. Pelar y cortar en cubos pequeño. Remover las semillas y rellenar un vaso medidor. Envolver el resto en film y refrigerar.

Lavar y recortar la remolacha. Trozar y dejar a un lado.

Lavar la manzana y cortarla por la mitad. Remover el centro y trozar. Dejar a un lado.

Combinar la sandía, remolacha y manzana en una juguera, y pulsar. Transferir a un vaso y refrigerar 15 minutos antes de servir.

Decorar con menta.

Información nutricional por porción: Kcal: 138, Proteínas: 2.8g, Carbohidratos: 38.9g, Grasas: 0.6g

3.   Jugo de Banana y Brócoli

Ingredientes:

1 banana grande, en trozos

2 tazas de brócoli, en trozos

1 taza de Lechuga romana, rallada

2 onzas de agua de coco

Preparación:

Pelar la banana y trozarla. Dejar a un lado.

Lavar el brócoli y recortar las capas externas. Trozar y rellenar un vaso medidor. Reservar el resto en la nevera.

Lavar la lechuga bajo agua fría. Rallarla y rellenar un vaso medidor. Reservar el resto.

Combinar la banana, brócoli y lechuga en una juguera, y pulsar. Transferir a un vaso y añadir el agua de coco.

Agregar hielo picado y servir inmediatamente.

Información nutricional por porción: Kcal: 153, Proteínas: 7.2g, Carbohidratos: 44.7g, Grasas: 1.3g

4.   Jugo de Aloe y Palta

Ingredientes:

1 taza de palta, en cubos

1 taza de verdes de ensalada, en trozos

1 taza de menta fresca, en trozos

1 manzana Dorada Deliciosa grande, sin centro

1 onza de jugo de aloe

Preparación:

Pelar la palta y cortarla por la mitad. Remover el carozo y cortar en cubos pequeños. Rellenar un vaso medidor y reservar el resto.

Combinar los verdes de ensalada y menta en un colador. Lavar bajo agua fría y colar. Trozar y dejar a un lado.

Lavar la manzana y cortarla por la mitad. Remover el centro y trozar. Dejar a un lado.

Combinar la palta, verdes de ensalada, menta y manzana en una juguera. Pulsar, transferir a un vaso y añadir el jugo de aloe.

Refrigerar 10 minutos antes de servir.

Información nutricional por porción: Kcal: 318, Proteínas: 5.6g, Carbohidratos: 47.7g, Grasas: 22.7g

5. Jugo de Hinojo y Jengibre

Ingredientes:

1 bulbo de hinojo mediano

1 nudo de jengibre pequeño, sin piel

1 zanahoria mediana, en rodajas

1 hoja de repollo grande, en trozos

Preparación:

Lavar el hinojo y recortar las puntas verdes. Remover la capa externa y trozar. Dejar a un lado.

Pelar el nudo de jengibre y trozarlo. Dejar a un lado.

Lavar y pelar la zanahoria. Cortar en rodajas finas y dejar a un lado.

Lavar la hoja de repollo y romper con las manos. Dejar a un lado.

Combinar el hinojo, jengibre, zanahoria y repollo en una juguera, y pulsar. Transferir a un vaso y refrigerar antes de servir.

Información nutricional por porción: Kcal: 72, Proteínas: 4g, Carbohidratos: 25.9g, Grasas: 0.7g

6.   Jugo de Pimiento y Coliflor

Ingredientes:

1 pimiento rojo grande, en trozos

1 taza de coliflor, en trozos

1 taza de Brotes de Bruselas, por la mitad

1 onza de agua

Preparación:

Lavar el pimiento y cortarlo por la mitad. Remover las semillas y trozar. Dejar a un lado.

Recortar las hojas externas de la coliflor. Lavarla y trozar. Rellenar un vaso medidor y reservar el resto en la nevera.

Lavar los brotes de Bruselas y recortar las capas marchitas. Cortar cada uno por la mitad y rellenar un vaso medidor. Dejar a un lado.

Combinar el pimiento, coliflor y brotes de Bruselas en una juguera, y pulsar. Transferir a un vaso y añadir el agua.

Servir inmediatamente.

Información nutricional por porción: Kcal: 106, Proteínas: 9.6g, Carbohidratos: 30.9g, Grasas: 1.3g

7. Jugo de Calabaza y Manzana

Ingredientes:

1 taza de calabaza, en cubos

1 manzana verde pequeña, sin centro

1 pera pequeña, en trozos

1 nudo de jengibre pequeño, sin piel

1 onza de agua

Preparación:

Pelar la calabaza y cortarla por la mitad. Remover las semillas y cortar en cubos pequeños. Rellenar un vaso medidor y reservar el resto en la nevera.

Lavar la manzana y cortarla por la mitad. Remover el centro y trozar. Dejar a un lado.

Lavar la pera y cortarla por la mitad. Remover el centro y trozar. Dejar a un lado.

Pelar el jengibre y trozarlo. Dejar a un lado.

Combinar la calabaza, manzana, pera y jengibre en una juguera, y pulsar. Transferir a un vaso y añadir el agua.

Agregar un poco de hielo y servir inmediatamente.

Información nutricional por porción: Kcal: 167, Proteínas: 2.4g, Carbohidratos: 50.7g, Grasas: 0.6g

8.   Jugo de Apio y Espárragos

Ingredientes:

1 taza de apio, en trozos

1 taza de espárragos, recortados y en trozos

1 banana grande, sin piel y en trozos

1 nudo de jengibre pequeño, de 1 pulgada

1 onza de agua

Preparación:

Lavar los tallos de apio y trozarlos. Rellenar un vaso medidor y reservar el resto para otro jugo.

Lavar el espárrago y recortar las puntas. Trozar y dejar a un lado.

Pelar la banana y trozarla. Dejar a un lado.

Pelar el nudo de jengibre y trozarlo.

Combinar el apio, espárragos, banana y jengibre en una juguera, y pulsar. Transferir a un vaso y añadir el agua.

Agregar hielo picado y servir inmediatamente.

Información nutricional por porción: Kcal: 138, Proteínas: 5.3g, Carbohidratos: 40.3g, Grasas: 0.8g

9. Jugo de Coliflor y Zanahoria

Ingredientes:

1 taza de coliflor, en trozos

1 taza de zanahorias, en rodajas

1 taza de repollo morado, en trozos

1 taza de verdes de ensalada, en trozos

Preparación:

Lavar la coliflor y recortar las hojas externas. Trozar y rellenar un vaso medidor. Reservar el resto.

Lavar y pelar las zanahorias. Cortar en rodajas finas y rellenar un vaso medidor. Dejar a un lado.

Combinar el repollo y verdes de ensalada en un colador. Lavar bajo agua fría y colar. Trozar y dejar a un lado.

Combinar la coliflor, zanahorias, repollo y verdes de ensalada en una juguera, y pulsar. Transferir a un vaso y refrigerar 10 minutos antes de servir.

Información nutricional por porción: Kcal: 138, Proteínas: 5.3g, Carbohidratos: 40.3g, Grasas: 0.8g

10.   Jugo de Col Rizada y Banana

Ingredientes:

1 taza de col rizada fresca, en trozos

1 banana grande, sin piel y en trozos

1 manzana Granny Smith pequeña, sin centro

1 taza de Brotes de Bruselas, por la mitad

¼ cucharadita de jengibre, molido

1 onza de agua de coco

Preparación:

Lavar la col rizada bajo agua fría y colar. Trozar y dejar a un lado.

Pelar la banana y trozarla. Dejar a un lado.

Lavar la manzana y cortarla por la mitad. Remover el centro y trozar. Dejar a un lado.

Lavar los brotes de Bruselas y remover las capas marchitas. Cortar cada uno por la mitad y dejar a un lado.

Combinar la col rizada, banana, manzana y brotes de Bruselas en una juguera, y pulsar. Transferir a un vaso y añadir el agua de coco y jengibre.

Añadir hielo y servir inmediatamente.

Información nutricional por porción: Kcal: 223, Proteínas: 7.9g, Carbohidratos: 64.4g, Grasas: 1.6g

11.   Jugo de Puerro y Batata

Ingredientes:

1 puerro entero, en trozos

1 taza de batatas, en cubos

1 taza de verdes de nabo, en trozos

1 taza de pepino, en rodajas

1 zanahoria grande, en rodajas

¼ cucharadita de sal

1 onza de agua

Preparación:

Lavar el puerro y trozarlo. Dejar a un lado.

Pelar la batata y cortarla en cubos pequeños. Rellenar un vaso medidor y reservar el resto.

Poner los verdes de nabo en un colador y lavar bajo agua fría. Colar y romper con las manos. Dejar a un lado.

Pelar el pepino y cortarlo en rodajas finas. Rellenar un vaso medidor y reservar el resto en la nevera.

Lavar y pelar la zanahoria. Cortar en rodajas finas y dejar a un lado.

Combinar el puerro, batata, verdes de nabo, pepino y zanahoria en una juguera, y pulsar. Transferir a un vaso y añadir la sal y agua.

Servir frío.

Información nutricional por porción: Kcal: 186, Proteínas: 5.3g, Carbohidratos: 52.1g, Grasas: 0.7g

12. Jugo de Coliflor y Col Rizada

Ingredientes:

2 tazas de coliflor, en trozos

1 taza de col rizada fresca, en trozos

1 taza de Lechuga romana, en trozos

1 taza de albahaca fresca, en trozos

1 taza de pepino, en rodajas

Preparación:

Lavar la cabeza de coliflor y recortar las hojas externas. Lavar y trozar. Rellenar un vaso medidor y reservar el resto en la nevera.

Combinar la col rizada, lechuga y albahaca en un colador grande. Lavar bajo agua fría y colar. Trozar y dejar a un lado.

Lavar el pepino y cortarlo en rodajas finas. Rellenar un vaso medidor y reservar el resto.

Combinar la coliflor, col rizada, lechuga, albahaca y pepino en una juguera, y pulsar. Transferir a un vaso y refrigerar

10 minutos antes de servir.

Información nutricional por porción: Kcal: 76, Proteínas: 8.6g, Carbohidratos: 20.6g, Grasas: 1.6g

13.   Jugo de Guayaba y Ananá

Ingredientes:

1 guayaba grande, en trozos

1 taza de ananá, en trozos

1 taza de pepino, en rodajas

1 taza de menta fresca, en trozos

1 onza de agua

Preparación:

Lavar y pelar la guayaba. Trozar y dejar a un lado.

Cortar la parte superior del ananá y pelarlo. Trozar y dejar a un lado.

Lavar el pepino y cortarlo en rodajas finas. Rellenar un vaso medidor y reservar el resto en la nevera.

Lavar la menta y colar. Romper con las manos y dejar a un lado.

Combinar la guayaba, ananá, pepino y menta en una juguera, y pulsar. Transferir a un vaso y añadir el agua.

Refrigerar 10 minutos antes de servir.

Información nutricional por porción: Kcal: 115, Proteínas: 3.6g, Carbohidratos: 35.2g, Grasas: 1.1g

14.   Jugo de Calabacín y Pera

Ingredientes:

1 calabacín pequeño, en rodajas

1 pera mediana, en trozos

1 banana mediana, en trozos

1 frutilla grande, en trozos

1 onza de agua

Preparación:

Lavar el calabacín y trozar. Dejar a un lado.

Lavar la pera y cortarla por la mitad. Remover el centro y trozar. Dejar a un lado.

Pelar la banana y trozarla. Dejar a un lado.

Lavar la frutilla y remover las hojas. Trozar y dejar a un lado.

Combinar el calabacín, pera, banana y frutilla en una juguera, y pulsar. Transferir a un vaso y añadir el agua.

Agregar hielo picado y servir inmediatamente.

Información nutricional por porción: Kcal: 191, Proteínas: 3.5g, Carbohidratos: 59.1g, Grasas: 1.1g

15.   Jugo de Melón y Menta

Ingredientes:

1 gajo grande de melón dulce, en trozos

1 taza de menta fresca, en trozos

1 taza de verdes de mostaza, en trozos

1 manzana Granny Smith pequeña, sin centro

1 onza de agua

Preparación:

Cortar el melón por la mitad. Cortar un gajo grande y pelarlo. Trozar y dejar a un lado. Envolver el resto en film y refrigerar.

Combinar la menta y verdes de mostaza en un colador y lavar bien. Colar y trozar. Dejar a un lado.

Lavar la manzana y cortarla por la mitad. Remover el centro y trozar. Dejar a un lado.

Combinar el melón, menta, verdes de mostaza y manzana en una juguera, y pulsar.

Transferir a un vaso y añadir el agua. Refrigerar 10 minutos antes de servir.

Información nutricional por porción: Kcal: 139, Proteínas: 4.1g, Carbohidratos: 40.5g, Grasas: 0.9g

16.   Jugo de Brotes de Bruselas y Calabaza

Ingredientes:

2 tazas de Brotes de Bruselas, por la mitad

1 taza de calabaza, en cubos

2 zanahorias grandes, en rodajas

1 nudo de jengibre pequeño, sin piel y en trozos

1 onza de agua

Preparación:

Lavar los brotes de Bruselas y recortar las capas marchitas. Cortar cada uno por la mitad y dejar a un lado.

Cortar la calabaza por la mitad y remover las semillas. Para una taza, necesitará un gajo grande. Cortarlo y pelarlo. Trozar y rellenar un vaso medidor. Reservar el resto en la nevera.

Lavar y pelar las zanahorias. Cortar en rodajas finas y dejar a un lado.

Pelar el nudo de jengibre y trozarlo. Dejar a un lado.

Combinar los brotes de Bruselas, calabaza, zanahorias y jengibre en una juguera y pulsar. Transferir a un vaso y añadir el agua.

Agregar hielo y servir inmediatamente.

Información nutricional por porción: Kcal: 127, Proteínas: 8.5g, Carbohidratos: 38.2g, Grasas: 1.1g

17.   Jugo de Sandía y Cantalupo

Ingredientes:

1 taza de sandía, en cubos

1 taza de cantalupo, en cubos

1 banana pequeña, en trozos

¼ cucharadita de canela, molida

Preparación:

Cortar la sandía por la mitad. Para una taza, necesitará un gajo grande. Pelarlo y cortar en cubos pequeños. Remover las semillas y rellenar un vaso medidor. Reservar el resto en la nevera.

Cortar el cantalupo por la mitad y remover las semillas. Cortar y pelar 2 gajos medianos. Rellenar un vaso medidor y reservar el resto.

Pelar y trozar la banana. Dejar a un lado.

Combinar la sandía, cantalupo y banana en una juguera, y pulsar. Transferir a un vaso y añadir la canela. Refrigerar por 10 minutos antes de servir.

Información nutricional por porción: Kcal: 171, Proteínas: 3.4g, Carbohidratos: 47.3g, Grasas: 0.8g

18.   Jugo de Batata y Repollo

Ingredientes:

1 taza de batatas, en cubos

1 alcachofa mediana, en trozos

1 taza de pepino, en rodajas

1 taza de repollo verde, en trozos

Preparación:

Pelar la batata y cortarla en cubos pequeños. Rellenar un vaso medidor y reservar el resto para otro jugo. Dejar a un lado.

Pelar la alcachofa y trozarla. Dejar a un lado.

Lavar el pepino y cortarlo en rodajas finas. Rellenar un vaso medidor y reservar el resto.

Lavar el repollo bajo agua fría y romper con las manos. Dejar a un lado.

Combinar la batata, alcachofa, pepino y repollo en una juguera, y pulsar. Transferir a un vaso y refrigerar 10 minutos antes de servir.

Información nutricional por porción: Kcal: 150, Proteínas: 7.7g, Carbohidratos: 47.3g, Grasas: 0.4g

19.   Jugo de Manzana y Jengibre

Ingredientes:

1 manzana Granny Smith pequeña, sin centro

1 nudo de jengibre pequeño, sin piel y en rodajas

1 pera pequeña, sin centro y en trozos

1 banana pequeña, sin piel y en trozos

1 taza de espinaca fresca, en trozos

Preparación:

Lavar la manzana y cortarla por la mitad. Remover el centro y trozar. Dejar a un lado.

Pelar el nudo de jengibre y trozarlo. Dejar a un lado.

Lavar la pera y remover el centro. Trozar y dejar a un lado.

Pelar la banana y trozarla. Dejar a un lado.

Lavar la espinaca bajo agua fría. Colar y trozar. Dejar a un lado.

Combinar la manzana, jengibre, pera, banana y espinaca en una juguera, y pulsar. Transferir a un vaso y refrigerar 10 minutos antes de servir.

Información nutricional por porción: Kcal: 247, Proteínas: 1.7g, Carbohidratos: 73.9g, Grasas: 1.7g

20. Jugo de Alcachofa y Brócoli

Ingredientes:

1 alcachofa mediana, en trozos

1 taza de brócoli fresco, en trozos

1 taza de Acelga, en trozos

1 taza de pepino, en rodajas

1 onza de agua

Preparación:

Recortar las hojas externas de la alcachofa. Lavar y trozar. Dejar a un lado.

Lavar el brócoli y trozarlo. Rellenar un vaso medidor y reservar el resto. Dejar a un lado.

Lavar la acelga bajo agua fría. Colar y trozar. Rellenar un vaso medidor y reservar el resto en la nevera.

Lavar el pepino y cortarlo en rodajas finas. Rellenar un vaso medidor y reservar el resto en la nevera. Dejar a un lado.

Combinar la alcachofa, brócoli, acelga y pepino en una juguera, y pulsar. Transferir a un vaso y añadir el agua.

Refrigerar 10 minutos antes de servir.

Información nutricional por porción: Kcal: 65, Proteínas: 7.7g, Carbohidratos: 22.7g, Grasas: 0.6g

21. Jugo de Espinaca y Espárragos

Ingredientes:

1 taza de espinaca fresca, en trozos

1 gajo mediano de melón dulce

1 taza de espárragos silvestres frescos, recortados y en trozos

¼ cucharadita de jengibre, molido

Preparación:

Poner la espinaca en un colador y lavarla bajo agua fría. Colar y trozar. Rellenar un vaso medidor y dejar a un lado. Reservar el resto en la nevera.

Cortar el melón por la mitad. Remover las semillas y cortar un gajo mediano. Pelarlo y trozar. Dejar a un lado.

Lavar el espárrago y recortar las puntas. Trozar y dejar a un lado.

Combinar la espinaca, melón y espárragos en una juguera y pulsar. Transferir a un vaso y añadir el jengibre. Agregar hielo y servir inmediatamente.

Información nutricional por porción: Kcal: 85, Proteínas: 9.6g, Carbohidratos: 24.2g, Grasas: 1.2g

22. Jugo de Apio y Puerro

Ingredientes:

2 tazas de apio, en trozos

1 puerro entero, en trozos

1 taza de pepino, en rodajas

1 taza de albahaca fresca, en trozos

Preparación:

Lavar el apio y trozarlo. Rellenar un vaso medidor y reservar el resto. Dejar a un lado.

Lavar el puerro y trozarlo. Dejar a un lado.

Lavar el pepino y cortarlo en rodajas finas. Rellenar un vaso medidor y reservar el resto.

Lavar la albahaca bajo agua fría y colar. Trozar y dejar a un lado.

Combinar el apio, puerro, pepino y albahaca en una juguera, y pulsar. Transferir a un vaso y refrigerar 10 minutos.

Información nutricional por porción: Kcal: 79, Proteínas: 3.8g, Carbohidratos: 21.2g, Grasas: 0.8g

23. Jugo de Coco y Mango

Ingredientes:

1 taza de mango, en trozos

1 zanahoria grande, en rodajas

1 manzana Granny Smith pequeña, sin centro y en trozos

1 onza de agua de coco

Preparación:

Pelar el mango y trozarlo. Rellenar un vaso medidor y reservar el resto.

Lavar y pelar la zanahoria. Trozar y dejar a un lado.

Lavar la manzana y cortarla por la mitad. Remover el centro y trozar. Dejar a un lado.

Combinar el mango, zanahoria y manzana en una juguera, y pulsar. Transferir a un vaso y añadir el agua de coco. Agregar hielo picado y servir inmediatamente.

Información nutricional por porción: Kcal: 179, Proteínas: 2.6g, Carbohidratos: 51.2g, Grasas: 1.1g

24.   Jugo de Calabaza y Zanahoria

Ingredientes:

1 taza de calabaza almizclera, en cubos

4 zanahorias bebé, en rodajas

1 taza de repollo verde, en trozos

1 taza de pepino, en rodajas

¼ cucharadita de cúrcuma, molida

Preparación:

Cortar la calabaza almizclera por la mitad. Remover las semillas y cortar un gajo grande. Pelarlo y cortar en cubos pequeños. Reservar el resto en la nevera.

Lavar y pelar las zanahorias. Cortar en rodajas finas y dejar a un lado.

Lavar el repollo bajo agua fría. Trozar y rellenar un vaso medidor. Reservar el resto.

Lavar el pepino y cortarlo en rodajas finas. Rellenar el vaso medidor y reservar el resto.

Combinar la calabaza, zanahorias, repollo y pepino en una juguera, y pulsar. Transferir a un vaso y añadir la cúrcuma.

Refrigerar 15 minutos antes de servir.

Información nutricional por porción: Kcal: 108, Proteínas: 4.1g, Carbohidratos: 35g, Grasas: 0.6g

25. Jugo de Uva y Pera

Ingredientes:

1 taza de uvas verdes

1 pera mediana, en trozos

1 calabacín pequeño, en cubos pequeños

¼ cucharadita de canela, molida

3 cucharadas de agua de coco

Preparación:

Lavar las uvas y rellenar un vaso medidor. Dejar a un lado.

Lavar la pera y cortarla por la mitad. Remover el centro y trozar. Dejar a un lado.

Pelar el calabacín y cortarlo en cubos pequeños. Dejar a un lado.

Combinar las uvas, pera y calabacín en una juguera, y pulsar. Transferir a un vaso y añadir la canela y agua de coco.

Agregar hielo picado y servir inmediatamente.

Información nutricional por porción: Kcal: 153, Proteínas: 2.6 g, Carbohidratos: 46.6g, Grasas: 0.9g

26. Jugo de Apio y Banana

Ingredientes:

1 banana mediana, sin piel y en trozos

1 taza de apio, en trozos

1 taza de sandía, en cubos

1 onza de agua

Preparación:

Pelar la banana y trozarla. Dejar a un lado.

Lavar el apio y trozarlo. Rellenar un vaso medidor y reservar el resto.

Cortar la sandía por la mitad. Para una taza, necesitará un gajo grande. Pelarlo y cortarlo en cubos pequeños. Remover las semillas y rellenar un vaso medidor. Reservar el resto en la nevera.

Combinar la banana, apio y sandía en una juguera y pulsar. Transferir a un vaso y añadir el agua.

Agregar hielo y servir inmediatamente.

Información nutricional por porción: Kcal: 147, Proteínas: 2.9g, Carbohidratos: 41.4g, Grasas: 0.8g

27. Jugo de Repollo y Lechuga

Ingredientes:

1 taza de repollo verde, en trozos

1 taza de Lechuga romana, en trozos

1 taza de brócoli, en trozos

1 taza de pepino, en rodajas

¼ cucharadita de sal

Preparación:

Lavar el repollo y lechuga en un colador bajo agua fría, y colar. Trozar y dejar a un lado.

Lavar el brócoli y recortar la parte blanca. Trozar y rellenar un vaso medidor. Dejar a un lado.

Lavar el pepino y cortarlo en rodajas finas. Rellenar un vaso medidor y reservar el resto en la nevera.

Combinar el repollo, lechuga, brócoli y pepino en una juguera, y pulsar. Transferir a un vaso y añadir la sal.

Agregar hielo y servir inmediatamente.

Información nutricional por porción: Kcal: 58, Proteínas: 5.7g, Carbohidratos: 19.8g, Grasas: 0.7g

28. Jugo de Durazno y Cantalupo

Ingredientes:

3 duraznos medianos, sin carozo y en trozos

1 gajo pequeño de cantalupo

1 taza de ananá, en trozos

¼ cucharadita de canela, molida

Preparación:

Lavar los duraznos y cortarlos por la mitad. Remover los carozos y trozar. Dejar a un lado.

Cortar el cantalupo por la mitad y remover las semillas. Cortar y pelar 2 gajos medianos. Rellenar un vaso medidor y reservar el resto.

Cortar la parte superior del ananá y pelarlo. Trozar, rellenar un vaso medidor y dejar a un lado.

Combinar los duraznos, cantalupo y ananá en una juguera, y pulsar. Transferir a un vaso y añadir la canela.

Refrigerar 10 minutos antes de servir.

Información nutricional por porción: Kcal: 237, Proteínas: 5.4g, Carbohidratos: 69.1g, Grasas: 5.4g

29. Jugo de Guayaba y Zanahoria

Ingredientes:

1 guayaba grande, en trozos

1 zanahoria mediana, en rodajas

1 taza de pepino, en rodajas

1 manzana mediana, sin centro y en trozos

2 cucharadas de agua de coco

Preparación:

Lavar la guayaba y trozarla. Dejar a un lado.

Lavar y pelar la zanahoria. Cortar en rodajas finas y dejar a un lado.

Lavar el pepino y cortarlo en rodajas finas. Rellenar un vaso medidor y reservar el resto.

Lavar la manzana y cortarla por la mitad. Remover el centro y trozar. Dejar a un lado.

Combinar la guayaba, zanahoria, pepino y manzana en una juguera, y pulsar. Transferir a un vaso y añadir el agua de coco.

Agregar hielo y servir inmediatamente.

Información nutricional por porción: Kcal: 128, Proteínas: 3.1g, Carbohidratos: 38.3g, Grasas: 1.1g

30.   Jugo de Frijoles y Nabo

Ingredientes:

1 taza de frijoles verdes, en trozos

2 tazas de verdes de nabo, en trozos

1 manzana Granny Smith pequeña, en trozos

1 taza de pepino, en rodajas

1 nudo de jengibre pequeño, sin piel y en trozos

Preparación:

Lavar los frijoles y ponerlos en una olla profunda. Añadir 2 tazas de agua y hervir. Remover del fuego y colar. Dejar enfriar completamente y luego trozar.

Lavar los verdes de nabo bajo agua fría. Trozar y dejar a un lado.

Lavar la manzana y cortarla por la mitad. Remover el centro y trozar. Dejar a un lado.

Lavar el pepino y cortarlo en rodajas finas. Rellenar un vaso medidor y reservar el resto en la nevera. Dejar a un lado.

Pelar el jengibre y trozarlo. Dejar a un lado.

Combinar los frijoles, verdes de nabo, manzana, pepino y jengibre en una juguera, y pulsar. Transferir a un vaso y añadir algunos cubos de hielo.

Servir inmediatamente.

Información nutricional por porción: Kcal: 122, Proteínas: 3.7g, Carbohidratos: 34.2g, Grasas: 0.8g

31. Jugo de Espinaca y Aloe

Ingredientes:

1 taza de espinaca fresca, en trozos

1 taza de col rizada fresca, en trozos

1 taza de pepino, en rodajas

1 taza de hinojo, en trozos

1 cucharada de jugo de aloe vera

Preparación:

Combinar la espinaca y col rizada en un colador grande. Lavar bajo agua fría y colar. Trozar y dejar a un lado.

Lavar el pepino y cortarlo en rodajas finas. Rellenar un vaso medidor y reservar el resto.

Lavar el hinojo y recortar las puntas verdes. Remover la capa externa y trozar. Dejar a un lado.

Combinar la espinaca, col rizada, pepino e hinojo en una juguera y pulsar. Transferir a un vaso y añadir el jugo de aloe.

Refrigerar 10 minutos antes de servir.

Información nutricional por porción: Kcal: 74, Proteínas: 10.3g, Carbohidratos: 34.2g, Grasas: 0.8g

32.   Jugo de Banana y Menta

Ingredientes:

2 bananas grandes, sin piel y en trozos

1 taza de menta fresca, en trozos

1 manzana pequeña, sin centro

2 frutillas grandes, en trozos

2 onzas de agua

Preparación:

Pelar las bananas y trozarlas. Dejar a un lado.

Lavar la menta y trozarla. Rellenar un vaso medidor y dejar a un lado.

Lavar la manzana y cortarla por la mitad. Remover el centro y trozar. Dejar a un lado.

Lavar las frutillas y remover las hojas. Trozar y dejar a un lado.

Combinar las bananas, menta, manzana y frutillas en una juguera, y pulsar. Transferir a un vaso y añadir el agua.

Agregar hielo y servir inmediatamente.

Información nutricional por porción: Kcal: 294, Proteínas: 4.5g, Carbohidratos: 86.1g, Grasas: 1.4g

33. Jugo de Acelga y Ananá

Ingredientes:

2 tazas de Acelga, en trozos

1 taza de ananá, en trozos

1 taza de sandía, en cubos

¼ cucharadita de jengibre, molido

Preparación:

Lavar la acelga bajo agua fría. Colar y trozar. Dejar a un lado.

Cortar la parte superior del ananá y pelarlo. Trozar, rellenar un vaso medidor y dejar a un lado.

Cortar la parte superior de la sandía. Cortar por la mitad y sacar un gajo grande. Pelar y cortar en cubos pequeño. Remover las semillas y rellenar un vaso medidor. Envolver el resto en film y refrigerar.

Combinar la acelga, ananá y sandía en una juguera, y pulsar. Transferir a un vaso y añadir el jengibre.

Agregar hielo y servir inmediatamente.

Información nutricional por porción: Kcal: 127, Proteínas: 3.1g, Carbohidratos: 35.8g, Grasas: 0.6g

34.   Jugo de Brotes y Coliflor

Ingredientes:

2 tazas de Brotes de Bruselas, por la mitad

1 taza de coliflor, en trozos

1 taza de pepino, en rodajas

1 taza de verdes de mostaza, en trozos

1 onza de agua

Preparación:

Lavar los brotes de Bruselas y recortar las hojas marchitas. Cortar cada uno por la mitad y rellenar un vaso medidor. Reservar el resto.

Recortar las hojas externas de la coliflor. Trozar y rellenar un vaso medidor. Reservar el resto.

Lavar el pepino y cortarlo en rodajas finas. Rellenar un vaso medidor y reservar el resto en la nevera.

Lavar los verdes de mostaza bajo agua fría. Colar y trozar. Dejar a un lado.

Combinar los brotes de Bruselas, coliflor, pepino y verdes de mostaza en una juguera, y pulsar. Transferir a un vaso y añadir el agua.

Información nutricional por porción: Kcal: 91, Proteínas: 10.3g, Carbohidratos: 27.5g, Grasas: 1.1g

35.   Jugo de Frutilla y Sandía

Ingredientes:

8 frutillas grandes, en trozos

1 taza de sandía, en cubos

1 taza de menta fresca, en trozos

1 manzana Granny Smith pequeña, sin centro y en trozos

¼ cucharadita de canela, molida

Preparación:

Lavar las frutillas y remover las ramas. Trozar y dejar a un lado.

Cortar la parte superior de la sandía, y cortarla por la mitad. Remover un gajo grande, pelarlo y trozar en cubos pequeños. Remover las semillas y rellenar un vaso medidor. Envolver el resto en film y refrigerar.

Lavar la menta y colar. Romper con las manos y dejar a un lado.

Lavar la manzana y cortarla por la mitad. Remover el centro y trozar. Dejar a un lado.

Combinar las frutillas, sandía, menta y manzana en una juguera, y pulsar. Transferir a un vaso y añadir la canela.

Agregar hielo picado y servir inmediatamente.

Información nutricional por porción: Kcal: 154, Proteínas: 3.5g, Carbohidratos: 45.8g, Grasas: 1.1g

36.   Jugo de Damasco y Manzana

Ingredientes:

3 damascos enteros, en trozos

1 manzana pequeña, en trozos

1 banana mediana, en rodajas

1 tallo de apio mediano, en trozos

Preparación:

Lavar los damascos y cortarlos por la mitad. Remover los carozos y trozar. Dejar a un lado.

Lavar la manzana y cortarla por la mitad. Remover el centro y trozar. Dejar a un lado.

Pelar la banana y trozarla. Dejar a un lado.

Lavar el tallo de apio y trozar. Dejar a un lado.

Combinar los damascos, manzana, banana y apio en una juguera, y pulsar. Transferir a un vaso y añadir hielo.

Servir inmediatamente.

Información nutricional por porción: Kcal: 154, Proteínas: 3.5g, Carbohidratos: 45.8g, Grasas: 1.1g

37.   Jugo de Calabacín y Chirivías

Ingredientes:

1 calabacín pequeño, en trozos

1 taza de chirivías, en rodajas

1 taza de berro, en trozos

1 taza de pepino, en rodajas

Preparación:

Pelar el calabacín y cortarlo en rodajas finas. Dejar a un lado.

Lavar las chirivías y recortar las partes verdes. Pelar y cortar en rodajas finas. Dejar a un lado.

Lavar el berro bajo agua fría. Colar y trozar. Dejar a un lado.

Lavar el pepino y cortarlo en rodajas finas. Rellenar un vaso medidor y reservar el resto.

Combinar el calabacín, chirivías, berro y pepino en una juguera, y pulsar. Transferir a un vaso y añadir el agua.

Agregar hielo y servir inmediatamente.

Información nutricional por porción: Kcal: 99, Proteínas: 4.2g, Carbohidratos: 29.9g, Grasas: 0.9g

38. Jugo de Rábano y Puerro

Ingredientes:

5 rábanos grandes, en trozos

2 puerro enteros, en trozos

2 tazas de pepino, en rodajas

2 tazas de lechuga colorada, rallada

1 taza de espárragos, recortados

Preparación:

Lavar los rábanos y recortar las partes verdes. Pelar y cortar en rodajas finas. Dejar a un lado.

Lavar los puerros y trozar. Dejar a un lado.

Lavar el pepino y cortar en rodajas finas. Rellenar un vaso medidor y reservar el resto en la nevera.

Lavar la lechuga bajo agua fría. Rallar y rellenar un vaso medidor. Reservar el resto.

Lavar el espárrago y recortar las puntas. Trozar y dejar a un lado.

Combinar los rábanos, puerro, pepino, lechuga y espárragos en una juguera, y pulsar. Transferir a un vaso y añadir hielo picado antes de servir.

Información nutricional por porción: Kcal: 137, Proteínas: 7.3g, Carbohidratos: 37g, Grasas: 1g

39.   Jugo de Melón Dulce y Palta

Ingredientes:

1 gajo grande de melón dulce, en trozos

1 taza de palta, en cubos

1 taza de mango, en trozos

1 nudo de jengibre pequeño, en rodajas

1 onza de agua

Preparación:

Cortar el melón por la mitad. Cortar un gajo grande y pelarlo. Trozar y dejar a un lado. Envolver el resto en film y refrigerar.

Pelar la palta y cortarla por la mitad. Remover el carozo y cortar en cubos pequeños. Rellenar un vaso medidor y reservar el resto en la nevera.

Pelar el mango y trozarlo. Rellenar un vaso medidor y reservar el resto en la nevera.

Pelar el nudo de jengibre y trozarlo. Dejar a un lado.

Combinar el melón, palta, mango y jengibre en una juguera, y pulsar. Transferir a un vaso y añadir el agua.

Agregar hielo y servir inmediatamente.

Información nutricional por porción: Kcal: 347, Proteínas: 5.3g, Carbohidratos: 53.1g, Grasas: 22.8g

40. Jugo de Calabaza

Ingredientes:

1 taza de zapallo calabaza, en cubos

1 taza de calabaza, en trozos

1 taza de pepino, en rodajas

¼ cucharadita de cúrcuma, molida

¼ cucharadita de sal

2 cucharadas de agua

Preparación:

Cortar el zapallo calabaza por la mitad. Remover las semillas y limpiarlo por dentro. Pelar y cortar en cubos. Rellenar un vaso medidor y envolver el resto en film.

Pelar la calabaza y cortarla por la mitad. Remover las semillas y cortar en cubos pequeños. Rellenar un vaso medidor y reservar el resto en la nevera.

Lavar el pepino y cortarlo en rodajas finas. Rellenar un vaso medidor y reservar el resto en la nevera.

Combinar el zapallo calabaza, calabaza y pepino en una juguera y pulsar. Transferir a un vaso y añadir la cúrcuma y agua.

Refrigerar 10 minutos antes de servir.

Información nutricional por porción: Kcal: 73, Proteínas: 4.1g, Carbohidratos: 19.3g, Grasas: 0.9g

41. Jugo de Albahaca y Palta

Ingredientes:

1 taza de albahaca fresca, en trozos

1 taza de palta, en cubos

1 manzana Granny Smith pequeña, sin centro

1 durazno pequeño, en trozos

1 onza de agua

Preparación:

Lavar la albahaca bajo agua fría. Colar y trozar. Dejar a un lado.

Pelar la palta y cortarla por la mitad. Remover el carozo y cortar en cubos pequeños. Rellenar un vaso medidor y reservar el resto.

Lavar la manzana y cortarla por la mitad. Remover el centro y trozar. Dejar a un lado.

Lavar el durazno y cortarlo por la mitad. Remover el carozo y trozar. Dejar a un lado.

Combinar la albahaca, palta, manzana y durazno en una juguera, y pulsar. Transferir a un vaso y añadir el agua.

Agregar hielo y servir inmediatamente.

Información nutricional por porción: Kcal: 315, Proteínas: 5.6g, Carbohidratos: 45.4g, Grasas: 22.7g

42.   Jugo de Zanahoria y Ananá

Ingredientes:

1 zanahoria grande, en rodajas

1 taza de ananá, en trozos

1 taza de moras

1 onza de agua

Preparación:

Lavar y pelar la zanahoria. Trozar y dejar a un lado.

Cortar la parte superior del ananá y pelarlo. Trozar y rellenar un vaso medidor. Reservar el resto. Dejar a un lado.

Lavar las moras usando un colador. Colar y dejar a un lado.

Combinar la zanahoria, ananá y moras en una juguera, y pulsar Transferir a un vaso y añadir el agua.

Agregar hielo y servir inmediatamente.

Información nutricional por porción: Kcal: 127, Proteínas: 3.6g, Carbohidratos: 42.4g, Grasas: 1.1g

43.   Jugo de Batata y Jengibre

Ingredientes:

1 taza de batatas, en trozos

1 nudo de jengibre, en rodajas

1 zanahoria grande, en rodajas

1 taza de pepino, en rodajas

2 onzas de agua

Preparación:

Pelar la batata y trozarla. Rellenar un vaso medidor y reservar el resto. Dejar a un lado.

Pelar el nudo de jengibre y cortarlo en rodajas finas. Dejar a un lado.

Lavar y pelar la zanahoria. Cortar en rodajas finas y dejar a un lado.

Lavar el pepino y cortarlo en rodajas finas. Rellenar un vaso medidor y reservar el resto.

Combinar la batata, jengibre, zanahoria y pepino en una juguera, y pulsar. Transferir a un vaso y añadir el agua.

Información nutricional por porción: Kcal: 132, Proteínas: 3.2g, Carbohidratos: 36.6g, Grasas: 0.4g

44.   Jugo de Pera y Frambuesa

Ingredientes:

2 peras medianas, en trozos

1 taza de pepino, en rodajas

1 banana mediana, en rodajas

1 taza de frambuesas

Preparación:

Lavar la pera y cortarla por la mitad. Remover el centro y trozar. Dejar a un lado.

Lavar el pepino y cortarlo en rodajas finas. Rellenar un vaso medidor y reservar el resto.

Pelar la banana y trozarla. Dejar a un lado.

Lavar las frambuesas usando un colador. Colar y dejar a un lado.

Combinar la pera, pepino, banana y frambuesas en una juguera, y pulsar. Transferir a un vaso y añadir hielo picado.

Información nutricional por porción: Kcal: 290, Proteínas: 4.4g, Carbohidratos: 97.7g, Grasas: 1.8g

45.   Jugo de Papaya y Menta

Ingredientes:

1 papaya grande, en trozos

1 taza de menta fresca, en trozos

1 manzana Granny Smith pequeña, sin centro

1 cucharada de agua de coco

Preparación:

Pelar la papaya y cortarla por la mitad. Remover las semillas y trozar. Dejar a un lado.

Lavar la menta bajo agua fría. Trozar y dejar a un lado.

Lavar la manzana y cortarla por la mitad. Remover el centro y trozar. Dejar a un lado.

Combinar la papaya, menta y manzana en una juguera, y pulsar. Transferir a un vaso y añadir el agua de coco.

Refrigerar 10 minutos antes de servir.

Información nutricional por porción: Kcal: 290, Proteínas: 4.4g, Carbohidratos: 97.7g, Grasas: 1.8g

46.   Jugo de Camomila

Ingredientes:

1 cucharadita de té camomila

2 zanahorias grandes, en rodajas

1 taza de sandía, en cubos

1 taza de pepino, en rodajas

2 cucharadas de agua caliente

¼ cucharadita de jengibre, molido

Preparación:

Combinar el té camomila y agua caliente en una taza pequeña. Remojar por 5 minutos. Dejar a un lado.

Lavar y pelar las zanahorias. Cortar en rodajas finas y dejar a un lado.

Cortar la parte superior de la sandía. Cortar por la mitad y remover un gajo grande. Pelar y cortar en cubos pequeños. Remover las semillas y rellenar un vaso medidor. Reservar el resto en la nevera.

Lavar el pepino y cortarlo en rodajas finas. Rellenar un vaso medidor y reservar el resto.

Combinar el té camomila, zanahoria, sandía y pepino en una juguera, y pulsar.

Transferir a un vaso y añadir el jengibre. Refrigerar 10 minutos antes de servir.

Información nutricional por porción: Kcal: 96, Proteínas: 2.6g, Carbohidratos: 27.2g, Grasas: 0.6g

47.   Jugo de Manzana y Aloe

Ingredientes:

1 manzana Granny Smith pequeña, sin centro

1 cucharada de jugo de aloe

1 taza de pepino, en rodajas

1 banana mediana, en rodajas

1 tallo de apio grande, en trozos

Preparación:

Lavar la manzana y cortarla por la mitad. Remover el centro y trozar. Dejar a un lado.

Lavar el pepino y cortarlo en rodajas finas. Rellenar un vaso medidor y reservar el resto.

Pelar y trozar la banana. Dejar a un lado.

Lavar el tallo de apio y trozarlo. Dejar a un lado.

Combinar la manzana, pepino, banana y apio en una juguera. Pulsar.

Transferir a un vaso y añadir el jugo de aloe.

Agregar hielo picado y servir inmediatamente.

Información nutricional por porción: Kcal: 174, Proteínas: 2.7g, Carbohidratos: 50.3g, Grasas: 0.8g

48.   Jugo de Palta y Calabacín

Ingredientes:

1 taza de palta, en cubos

1 calabacín mediano

1 puerro entero, en trozos

2 varas de espárragos medianas

3 cucharadas de agua

Preparación:

Pelar la palta y cortarla por la mitad. Remover el carozo y cortar en cubos. Rellenar un vaso medidor y reservar el resto en la nevera.

Pelar el calabacín y trozarlo. Dejar a un lado.

Lavar el puerro y trozarlo. Dejar a un lado.

Combinar la palta, calabacín, puerro y espárragos en una juguera, y pulsar. Transferir a un vaso y añadir agua.

Refrigerar 10 minutos antes de servir.

Información nutricional por porción: Kcal: 277, Proteínas: 22.9g, Carbohidratos: 32.7g, Grasas: 22.9g

49. Jugo de Ananá y Menta

Ingredientes:

1 taza de ananá, en trozos

1 taza de menta fresca, en trozos

1 taza de berro, en trozos

1 taza de Lechuga romana, en trozos

¼ cucharadita de jengibre, molido

Preparación:

Cortar la parte superior del ananá y pelarlo. Trozar y dejar a un lado.

Combinar el berro, menta y lechuga en un colador grande. Lavar bajo agua fría y romper con las manos. Dejar a un lado.

Combinar el ananá, menta, berro y lechuga en una juguera, y pulsar.

Transferir a un vaso y añadir hielo antes de servir.

Información nutricional por porción: Kcal: 90, Proteínas: 3.2g, Carbohidratos: 27.3g, Grasas: 0.6g

50. Jugo de Melón y Jengibre

Ingredientes:

1 taza de sandía, en cubos

1 gajo mediano de melón dulce

1 nudo de jengibre pequeño, sin piel y en trozos

1 zanahoria mediana, en rodajas

1 banana pequeña, en trozos

Preparación:

Cortar la parte superior de la sandía. Cortar por la mitad y sacar un gajo grande. Pelar y cortar en cubos pequeño. Remover las semillas y rellenar un vaso medidor. Envolver el resto en film y refrigerar.

Cortar el melón por la mitad. Remover un gajo grande y pelarlo. Trozar y dejar a un lado. Envolver el resto en film y refrigerar para otro jugo.

Pelar el jengibre y trozarlo. Dejar a un lado.

Lavar y pelar la zanahoria. Cortar en rodajas finas y dejar a un lado.

Pelar y trozar la banana. Dejar a un lado.

Combinar la sandía, melón dulce, jengibre, zanahoria y banana en una juguera. Pulsar.

Transferir a un vaso y añadir hielo picado antes de servir.

Información nutricional por porción: Kcal: 188, Proteínas: 3.4g, Carbohidratos: 52.8g, Grasas: 0.9g

OTROS TITULOS DE ESTE AUTOR

70 Recetas De Comidas Efectivas Para Prevenir Y Resolver Sus Problemas De Sobrepeso: Queme Calorías Rápido Usando Dietas Apropiadas y Nutrición Inteligente

Por

Joe Correa CSN

48 Recetas De Comidas Para Eliminar El Acné: ¡El Camino Rápido y Natural Para Reparar Sus Problemas de Acné En 10 Días O Menos!

Por

Joe Correa CSN

41 Recetas De Comidas Para Prevenir el Alzheimer: ¡Reduzca El Riesgo de Contraer La Enfermedad de Alzheimer De Forma Natural!

Por

Joe Correa CSN

70 Recetas De Comidas Efectivas Para El Cáncer De Mama: Prevenga Y Combata El Cáncer De Mama Con una Nutrición Inteligente y Alimentos Poderosos

Por

Joe Correa CSN